L'EAU DE MER

EN INJECTIONS ISOTONIQUES SOUS-CUTANÉES

AU PAVILLON DES DÉBILES

DE LA MATERNITÉ

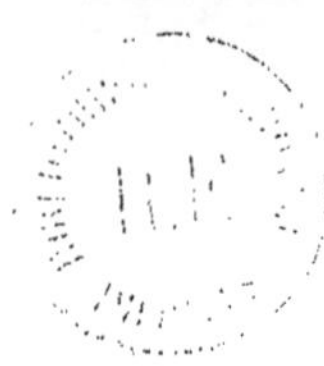

PAR

Olivier MACÉ
Accoucheur des hôpitaux,
Attaché à la Maternité.

René QUINTON
Assistant du Laboratoire de Physiologie
pathologique des Hautes-Études
au Collège de France.

PARIS
OCTAVE DOIN, ÉDITEUR
8, PLACE DE L'ODÉON, 8

1905

L'EAU DE MER

EN INJECTIONS ISOTONIQUES SOUS-CUTANÉES

AU PAVILLON DES DÉBILES

DE LA MATERNITÉ

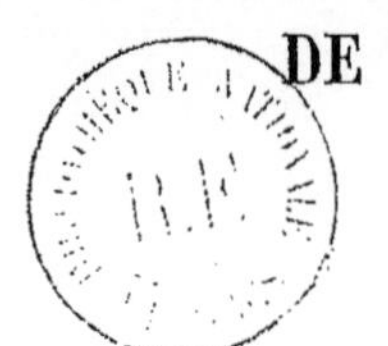

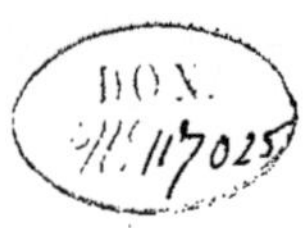

PAR

Olivier MACÉ
Accoucheur des hôpitaux,
Attaché à la Maternité.

René QUINTON
Assistant du Laboratoire de Physiologie
pathologique des Hautes-Études
au Collège de France.

PARIS
OCTAVE DOIN, ÉDITEUR
8, PLACE DE L'ODÉON, 8

1905

L'EAU DE MER

EN INJECTIONS ISOTONIQUES SOUS-CUTANÉES

AU PAVILLON DES DÉBILES DE LA MATERNITÉ

Les succès thérapeutiques, obtenus chez les débiles et les prématurés par les injections sous-cutanées de sérum artificiel, sont aujourd'hui classiques.

Quinton et Julia ayant établi en physiologie animale la supériorité de l'eau de mer sur le sérum artificiel [1], il pouvait paraître indiqué de substituer la première de ces solutions à la seconde, dans le traitement des débiles et des prématurés, afin d'observer si la supériorité marine se maintenait en physiologie pathologique humaine.

Le présent travail confirme cette prévision. On verra en effet, sur un ensemble de 40 cas se rapportant à des enfants dont le poids restait stationnnaire malgré toute thérapeutique et représentant 2.592 journées d'expérience, que l'augmentation moyenne de poids qui est de 1 gr. 34 par jour et par enfant sans aucun traitement hypodermique, et qui monte déjà à 4 gr. 78 avec le traitement sous-cutané chloruré sodique, s'élève à 8 gr. 49 avec le traitement sous-cutané marin.

Si, afin de se mettre à l'abri de toute augmentation fictive occasionnée par l'œdème, on retranche de ces 40 cas six cas qui se sont terminés par la mort et dans lesquels le rein a pu fonctionner imparfaitement, on obtient les chiffres moyens suivants, résultats de 2.132 journées d'expérience, et qui proportionnellement diffèrent à peine d'ailleurs des précédents :

Gain journalier sans injection	1gr.64
— avec sérum artificiel	5 » 32
— avec eau de mer	9 » 7

[1] Voir Quinton, *L'eau de mer milieu organique.* Masson, 1904, p. 175-207.

Ainsi, *l'augmentation pondérale*, qui mesure d'une façon si précise chez l'enfant l'activité générale des fonctions organiques, *est près du double sous l'injection marine de ce qu'elle est sous l'injection chlorurée.*

Comme d'autre part, au cours de ces expériences, nous n'avons observé aucun fait paraissant contre-indiquer l'injection d'eau de mer, mais qu'au contraire nous l'avons vue lutter avec avantage et souvent avec un succès rapide contre les diverses affections de l'enfance, d'autant plus graves que nous avions à faire ici à des sujets spécialement chétifs ou tarés héréditairement, les conclusions suivantes semblent devoir ressortir de notre étude :

1° L'eau de mer isotonique, employée en injection sous-cutanée, devra être préférée, en thérapeutique infantile, au sérum artificiel communément employé aujourd'hui ;

2° L'eau de mer a sa place marquée dans les cas de débilité, d'arrêt de croissance, d'athrepsie, compliqués ou non d'ictère, d'entérite ou de bronchite ;

3° Aucune contre-indication ni générale ni particulière n'apparaît jusqu'ici à ce procédé thérapeutique nouveau.

Ce travail a été effectué dans le service de M. Porak, au Pavillon des débiles de la Maternité de Paris.

SOMMAIRE :

I. — Indications et méthode des injections

Les injections de sérum artificiel ou d'eau de mer isotonique ne sont pratiquées sur un enfant qu'autant que son état général (débilité, stagnation ou chute du poids, athrepsie) ou une affection aiguë (bronchite, broncho-pneumonie, entérite, ictère) indiquent de recourir au traitement hypodermique en plus des traitements ordinaires et spéciaux.

Ces injections sont pratiquées tous les deux jours, à la dose de 10 centimètres cubes, dans la région de l'omoplate. Exceptionnellement elles sont quotidiennes et effectuées dans ce cas à la dose de 5 centimètres cubes. Exceptionnellement encore, l'intervalle est de trois jours, la dose restant à 10 centimètres cubes.

Le sérum artificiel employé est la solution chlorurée sodique ordinaire à 7,50 °/₀₀, stérilisée à l'autoclave. L'eau de mer est captée au large, à 10 mètres de profondeur, par les soins de M. le Professeur Jolyet, directeur de la Station biologique d'Arcachon. Elle est ramenée à l'isotonie par addition d'eau de source, stérilisée à froid au filtre Chamberland, en dehors de tout contact métallique et de caoutchouc, et utilisée dans les quinze jours ou au plus les trois semaines qui suivent sa capture.

II. — Enfants observés

Les 40 enfants dont l'observation suit, se répartissent en trois séries. Aucun choix n'a présidé à la division ni à la composition de ces séries.

Première série. — Composée des 11 enfants qui se trouvaient soumis au Pavillon des débiles le 14 mars 1905 au traitement sous-cutané chloruré sodique et qui, à partir de cette date, ont été soumis au traitement sous-cutané marin.

Deuxième série. — Composée des 10 enfants soumis exclusivement, du 14 mars au 20 juillet 1905, au traitement sous-cutané marin et sortis vivants du service.

Troisième série. — Créée pour fournir un terme de comparaison avec la série précédente et composée des 19 enfants soumis exclusivement au traitement sous-cutané chloruré sodique, dans le cours entier de l'année 1904 et sortis vivants du service.

III. — Périodes comparées d'observation

Trois périodes d'observation seront comparées chez les 40 enfants expérimentés :

1° Période antérieure à toute injection sous-cutanée ;

2° Période ou ensemble des périodes des injections sous-cutanées de sérum artificiel ;

3° Période ou ensemble des périodes des injections sous-cutanées d'eau de mer isotonique.

L'expression *période d'injections* s'entend pour le temps compris entre le jour d'une première injection soit de sérum artificiel, soit d'eau de mer, et le surlendemain de la dernière injection du même liquide. Quand plus de trois jours séparent deux injections d'un même liquide, une période est considérée comme achevée, une autre période comme commençant. Les jours qui séparent les deux périodes ne comptent à l'actif ni de l'une ni de l'autre.

Nous n'avons fait aucun état de deux autres périodes qui auraient pu être considérées : *a*) période ou ensemble des périodes postérieures aux injections de sérum artificiel; *b*) période ou ensemble des périodes postérieures aux injections d'eau de mer. Au moins dans la première série des enfants observés, ces périodes ne présentent aucune homogénéité, les unes très courtes, restant sous l'influence immédiate des injections qu'on vient de cesser, les autres très longues, sortant manifestement de cette influence. Aucune comparaison valable n'était possible.

IV. — Légitimité du facteur d'observation : poids

Les conclusions de ce travail portant sur l'observation des poids, il est nécessaire de légitimer ce procédé d'observation.

On sait que chez l'enfant l'augmentation du poids traduit et résume d'une façon à peu près parfaite l'état général des fonctions organiques. Mais deux circonstances peuvent faire mentir les indications fournies par la balance : 1° l'œdème qui accuserait une prospérité alors qu'il répond à un trouble de l'économie, et qui explique dans un certain nombre de cas les ascensions de poids qui précèdent la mort (Budin et Durante) ; 2° la diète forcée, même dans les cas pathologiques où elle est commandée, et qui détermine mécaniquement une chute pondérale non en rapport avec l'activité réelle des fonctions.

Or :

1° Sur les 40 enfants observés, 34 sont sortis vivants et bien portants du service : l'œdème n'est pas intervenu chez ceux-ci. Fût-il intervenu, du fait des injections, par la rétention des chlorures, il eût été probablement moindre sous l'injection marine que sous l'injection chlorurée sodique, le rein étant deux fois plus perméable à l'eau de mer qu'au sérum artificiel, ainsi que Quinton et Julia l'ont établi[1]. L'œdème s'est manifesté chez trois des six enfants décédés : il serait facile d'abord d'en tenir compte. Il est plus facile encore de mettre à part ces six enfants décédés, chez qui la fonction rénale a pu être imparfaite, et de ne retenir pour le calcul des moyennes que les 34 enfants sortis sains.

2° Sur les 40 enfants, 14 ont été mis à une diète hydrique plus ou moins sévère au cours des différentes périodes d'observation. Le tableau suivant résume ces 14 cas. Le nombre des jours de diète hydrique et la chute pondérale, exprimée en grammes, qui

[1] Voir Quinton et Julia, *Soc. de Biolog.*, 1897, p. 1063 ; et Quinton, *L'eau de mer milieu organique*, 1904, p. 175-207.

en est résultée, sont répartis selon les périodes d'observation où ces diètes ont eu lieu.

Tableau I. — Chute de poids occasionnée par la diète hydrique dans chacune des trois périodes d'observation.

N° DE LA SÉRIE	N° DE L'ENFANT	PÉRIODE ANTÉRIEURE A TOUTE INJECTION		PÉRIODE DES INJECTIONS DE SÉRUM ARTIFICIEL		PÉRIODE DES INJECTIONS D'EAU DE MER	
		Nombre de jours de diète	Chute de poids occasionnée par la diète	Nombre de jours de diète	Chute de poids occasionnée par la diète	Nombre de jours de diète	Chute de poids occasionnée par la diète
I	3.			1	0	4	— 20
	4			»	»	3	— 45
	6			11	— 125	»	»
	7			2	— 60	5	— 155
	11	»	»	»	»	1	+ 25
II	13	1	— 115			»	»
	19	1	0			»	»
	20	»	»	»	»	2	— 30
III	26	2	0	2	— 65	»	»
	30	»	»	3	— 60	»	»
	32	»	»	1	+ 20		
	36	2	— 10	1	— 25	»	»
	39	6	— 50	»	»	»	»
	40	4	— 80	5	— 65	»	»
		19	— 255	26	— 380	15	— 225

On verra plus loin que le nombre de jours d'expérience afférant aux trois périodes ci-dessus considérées est respectivement, pour l'ensemble des 40 observations, de 943, 1152, 481. Divisons chacun des totaux précédents indiquant la chute de poids particulière à chaque période, par le nombre total de jours que comporte chaque période. Nous obtenons les quotients suivants :

	Chute de poids moyenne et quotidienne occasionnée par la diète hydrique
Pendant la période antérieure à toute injection.....	$\frac{255}{943}$ = 0 gr.27
Pendant la période des injections de sérum artificiel.	$\frac{380}{1152}$ = 0 » 33
Pendant la période des injections d'eau de mer.....	$\frac{225}{481}$ = 0 » 46

Ces quotients expriment la chute de poids occasionnée par la diète hydrique pour chaque jour moyen de chacune des trois périodes considérées. Or ces quotients ne diffèrent que faiblement entre eux. Pondéralement, la diète hydrique a donc agi d'une façon à peu près égale dans les trois périodes d'expérience.

Dans les observations qui suivent, elle ne fausse donc pas (non plus que l'œdème) les indications fournies par les poids.

V. — Egalité des conditions d'expérience

Les conditions accessoires d'expérience ont été égales chez tous les enfants et pour chaque période considérée.

1° Les enfants ont été traités dans le même service, par le même personnel, sous la même direction, et avec les mêmes soins adjuvants.

D'une façon générale, ces soins adjuvants ont été : pour la bronchite, cataplasmes sinapisés, bottes de ouate sinapisée, enveloppement ouaté, chaleur constante, — pour la broncho-pneumonie, mêmes révulsifs, bains sinapisés, bains frais, oxygène, gavage au besoin, II à III gouttes de rhum, — pour les infections buccales, attouchements à l'eau de Vichy, à une solution boratée, à l'eau oxygénée coupée, — pour la diarrhée jaune, diminution de l'alimentation lactée, II gouttes d'élixir parégorique, — pour la diarrhée verte, diète hydrique, benzonaphtol, III gouttes d'alcool, enveloppement ouaté, bains réchauffants ou frais suivant la température de l'enfant, — ictère simple, moyens ordinaires pour modifier l'activité de l'enfant, — syphilis héréditaire, tous les modifiants comme pour l'ictère, frictions à l'onguent mercuriel simple ou ingestion de liqueur de Van Swieten, etc.

2° Selon leur poids ou leur état, les enfants se trouvaient soit en couveuse, soit en couveuse ouverte, soit en berceau. La température rectale, prise deux fois par jour, n'a cessé d'osciller entre des limites étroites se rapprochant de la constance thermique.

3° Tous les enfants ont été alimentés exclusivement au lait de femme. Au cours des différentes périodes, chaque enfant n'a pas été allaité par une même nourrice. Mais les changements de nourrice étant au contraire relativement fréquents, s'annulent les uns les autres, et l'alimentation peut être considérée comme ayant été homogène et fixe.

4° Les poids moyens des enfants, au début de chaque période d'observation, étaient sensiblement égaux (1794 gr., 1816 gr., 1849 gr.), ainsi qu'il résulte du tableau ci-contre (tableau II).

Les trois périodes comparées dans ce travail (période avant toute injection ; période pendant les injections de sérum artificiel ; période pendant les injections d'eau de mer) ne diffèrent donc entre elles que par ces caractères qui les définissent. — Les trois éléments : 1° absence d'injection, 2° injection chlorurée sodique, 3° injection marine, se trouvent, dans l'ensemble expérimental qui suit, aussi parfaitement isolés l'un de l'autre que possible.

Tableau II. — Poids des enfants au début de chacune des trois périodes d'observation.

NUMÉRO DE LA SÉRIE	NUMÉRO DE L'ENFANT	PÉRIODE ANTÉRIEURE A TOUTE INJECTION	PÉRIODE DES INJECTIONS DE SÉRUM ARTIFICIEL	PÉRIODE DES INJECTIONS D'EAU DE MER
I	1	1.700gr	1.680gr	1.935gr
	2	1.480	1.900	2.150
	3	1.575	1.480	1.870
	4	1 800	1.780	2.165
	5	1.900	1.930	2.080
	6	1.730	1.790	1.770
	7	1.420	1.420	1.570
	8	1.730	1.720	1.935
	9	1.390	1.390	1 365
	10	1.860	1.730	1.800
	11	1.650	1.550	1.610
II	12	1.800		1.660
	13	2.000		1.870
	14	1.720		1.740
	15	1.860		2.130
	16	1.720		1.850
	17	1.500		1.780
	18	1.900		1.900
	19	1.700		1.830
	20	1.930		2.000
	21	2.020		1.830
III	22	1.715	1.750	
	23	1.820	1.760	
	24	1.965	1.990	
	25	1.600	1.535	
	26	2.140	2.000	
	27	3.770	3.790	
	28	2.190	2.130	
	29	1.750	1.705	
	30	1.660	1.450	
	31	1.500	1.980	
	32	1.600	2.135	
	33	1.690	1.540	
	34	1.985	1.960	
	35	1.350	1.340	
	36	1.500	1.525	
	37	1.805	1.860	
	38	1.790	1.760	
	39	2.080	2.190	
	40	1.470	1.720	
Moyenne par enfant.		1.794	1.816	1.849

VI. — RÉSULTATS OBTENUS. — L'AUGMENTATION PONDÉRALE EST PRÈS DU DOUBLE SOUS L'INJECTION MARINE DE CE QU'ELLE EST SOUS L'INJECTION CHLORURÉE SODIQUE.

Dans les tableaux III, IV et V qui suivent, nous donnons pour chaque enfant et pour chacune des trois périodes d'observation : 1° la durée en jours de chacune des périodes, 2° l'augmentation ou la perte de poids, en grammes, pour chaque période considérée.

Chaque tableau groupe les enfants d'une même série. La moyenne d'augmentation pondérale par jour et par enfant est donnée, en bas de chaque tableau, pour chacune des trois périodes d'observation :

Tableau III. — Augmentations ou pertes pondérales absolues, au cours des trois périodes d'observation, chez les enfants de la 1re série, c'est-à-dire chez les enfants injectés d'abord de sérum artificiel, ensuite d'eau de mer isotonique.

	NUMÉRO DES ENFANTS	PÉRIODE AVANT TOUTE INJECTION		PÉRIODE DES INJECTIONS DE SÉRUM ARTIFICIEL		PÉRIODE DES INJECTIONS D'EAU DE MER	
		Nombre de jours	Gain (+) ou perte (—) absolus	Nombre de jours	Gain (+) ou perte (—) absolus	Nombre de jours	Gain (+) absolu
Enfants sortis vivants	1	20	— 25gr	53	+ 255gr	20	+ 385gr
	2	56	+ 420	20	+ 250	12	+ 190
	3	5	— 95	64	+ 320	30	+ 280
	4	13	— 20	27	+ 310	12	+ 100
	5	12	+ 30	10	+ 80	8	+ 130
		106	+ 310	174	+ 1215	82	+ 1085
Moyenne d'augm. quotidien. de ces 5 enfants.		2gr,92		6gr,98		13gr,23	
Enfants décédés	6	4	+ 60gr	77	+ 5gr	100	+ 285gr
	7	8	0	19	+ 90	66	+ 660
	8	7	— 10	11	+ 130	14	+ 225
	9	28	0	50	— 30	15	+ 215
	10	5	— 130	16	+ 70	14	+ 100
	11	11	— 100	5	+ 60	10	+ 50
Total p. les 11 enfants....		169	+ 130	352	+ 1540	301	+ 2620
Moyenne d'augm. quotidien. de ces 11 enfants		+ 0gr,77		+ 4gr,37		+ 8gr,70	

Tableau IV. — Augmentations ou pertes pondérales absolues, au cours de deux périodes d'observation, chez les enfants de la 2e série, c'est-à-dire chez les enfants injectés exclusivement d'eau de mer isotonique.

NUMÉRO DES ENFANTS	PÉRIODE AVANT TOUTE INJECTION		PÉRIODE DES INJECTIONS D'EAU DE MER	
	Nombre de jours	Gain (+) ou perte (—) absolus	Nombre de jours	Gain (+) absolu
12	10	— 140gr	30	+ 210gr
13	28	— 60	24	+ 170
14	20	+ 15	12	+ 125
15	57	+ 270	4	+ 70
16	12	+ 125	2	+ 20
17	18	+ 280	18	+ 310
18	13	0	6	+ 130
19	26	+ 150	52	+ 230
20	18	+ 70	22	+ 170
21	20	— 200	16	+ 80
Total........	222	+ 510	186	+ 1515
Moyenne quotidienne...	2gr,3		8gr,14	

Tableau V. — Augmentations ou pertes pondérales absolues, au cours de deux périodes d'observation, chez les enfants de la 3e série, c'est-à-dire chez les enfants injectés exclusivement de sérum artificiel.

NUMÉRO DES ENFANTS	PÉRIODE AVANT TOUTE INJECTION		PÉRIODE DES INJECTIONS DE SÉRUM ARTIFICIEL	
	Nombre de jours	Gain (+) ou perte (—) absolus	Nombre de jours	Gain (+) ou perte (—) absolus
22	35	+ 35gr	63	+ 250gr
23	39	— 240	67	+ 380
24	24	+ 25	28	+ 370
25	3	— 65	36	+ 295
26	52	— 140	63	+ 5
27	1	+ 20	10	— 350
28	5	— 60	20	— 20
29	10	— 45	69	+ 205
30	22	— 210	93	+ 840
31	46	+ 580	9	+ 120
32	55	+ 535	17	+ 145
33	6	— 150	13	— 40
34	25	— 25	27	+ 210
35	5	— 10	71	+ 590
36	11	+ 25	91	+ 255
37	5	+ 55	15	+ 305
38	42	— 30	85	+ 370
39	72	+ 110	22	+ 60
40	68	+ 250	5	— 70
Total........	552	+ 630	810	+ 4020
Moyenne quotidienne...	1gr,14		4gr,96	

Relevons et groupons les différentes moyennes obtenues dans les tableaux précédents. Nous obtenons le tableau ci-dessous (tableau VI), déjà significatif.

Tableau VI. — Tableau des augmentations pondérales, par jour et par tête, au cours des trois périodes d'observation, et par série ou sous-série d'enfants.

SÉRIES ET SOUS-SÉRIES	PÉRIODE AVANT TOUTE INJECTION	PÉRIODE DES INJECTIONS DU SÉRUM ARTIFICIEL	PÉRIODE DES INJECTIONS D'EAU DE MER
Les 5 enfants vivants de la 1er série.......	2gr,92	6gr,98	13gr,23
Les 11 enfants (au complet) de la 1re série.	0gr,77	4gr,37	8gr,70
Les 10 enfants de la 2e série............	2gr,3		8gr,14
Les 19 enfants de la 3e série............	1gr,14	4gr,96	

Il ressort en effet de ce tableau, au point de vue qui nous occupe, que l'augmentation pondérale est toujours à peu près le double sous l'injection marine de ce qu'elle est sous l'injection de sérum artificiel. Ce rapport reste le même, soit qu'il s'agisse des enfants sortis vivants de la première série, soit qu'il s'agisse de tous les enfants de cette même série, soit qu'il s'agisse encore des 29 enfants des deux dernières séries. La constance de ce rapport est frappante.

Mais réunissons et additionnons les totaux des trois tableaux afférant à chaque série (tableaux III, IV, V), afin d'obtenir la moyenne générale d'augmentation pondérale pour chaque période d'observation chez les 40 enfants expérimentés. Le tableau VII ci-dessous effectue cette opération.

Tableau VII. — Moyenne générale d'augmentation pondérale, chez les 40 enfants expérimentés et pour chacune des périodes d'observation.

SÉRIES DES ENFANTS	PÉRIODE AVANT TOUTE INJECTION		PÉRIODE DES INJECTIONS DE SÉRUM ARTIFICIEL		PÉRIODE DES INJECTIONS D'EAU DE MER	
	Nombre de jours	Augmentation pondérale absolue	Nombre de jours	Augmentation pondérale absolue	Nombre de jours	Augmentation pondérale absolue
Les 11 enfants de la 1re série.........	169	130gr	352	1540gr	301	2620gr
Les 10 enfants de la 2e série..........	222	510	»	»	186	1515
Les 19 enfants de la 3e série..........	552	630	810	4020	»	»
Total..............	943	1270	1162	5560	487	4135
Moy. générale d'augmentation quotidienne..........	1gr,34		4gr,78		8gr,49	

D'après ce tableau, on voit que l'augmentation journalière, de 1 gr. 34 par enfant, sans aucun traitement hypodermique, s'élève à 4 gr. 78 sous l'influence des injections de sérum artificiel et monte à 8 gr.49 avec les injections d'eau de mer, moyennes établies sur un nombre total de 2.592 journées d'expérience.

Toutefois, ces chiffres prêtent à la critique que nous formulions plus haut. On peut leur objecter qu'ils représentent des moyennes établies partiellement sur des enfants décédés, chez qui l'œdème a pu jouer un rôle à la suite des injections salées par le fait d'un mauvais fonctionnement rénal. Éliminons donc purement et simplement du calcul ces six enfants décédés. Nous obtenons le tableau suivant (tableau VIII).

Tableau VIII. — Moyenne générale d'augmentation pondérale, chez les 34 enfants sortis vivants, et pour chacune des périodes d'observation.

ENFANTS ET SÉRIES	PÉRIODE AVANT TOUTE INJECTION		PÉRIODE DES INJECTIONS DE SÉRUM ARTIFICIEL		PÉRIODE DES INJECTIONS D'EAU DE MER	
	Nombre de jours	Augmentation pondérale absolue	Nombre de jours	Augmentation pondérale absolue	Nombre de jours	Augmentation pondérale absolue
Les 5 enfants vivants de la 1re série	106	310	174	1215	82	1085
Les 10 enfants de la 2e série	222	510	»	»	186	1515
Les 19 enfants de la 3e série	552	630	810	4020	»	»
TOTAL	880	1450	984	5235	268	2600
Moyenne générale d'augmentation quotidienne	1gr64		5gr32		9gr7	

Les moyennes d'augmentation par jour et par enfant sont ici de : 1 gr. 64 sans traitement hypodermique, 5 gr. 32 sous l'injec-

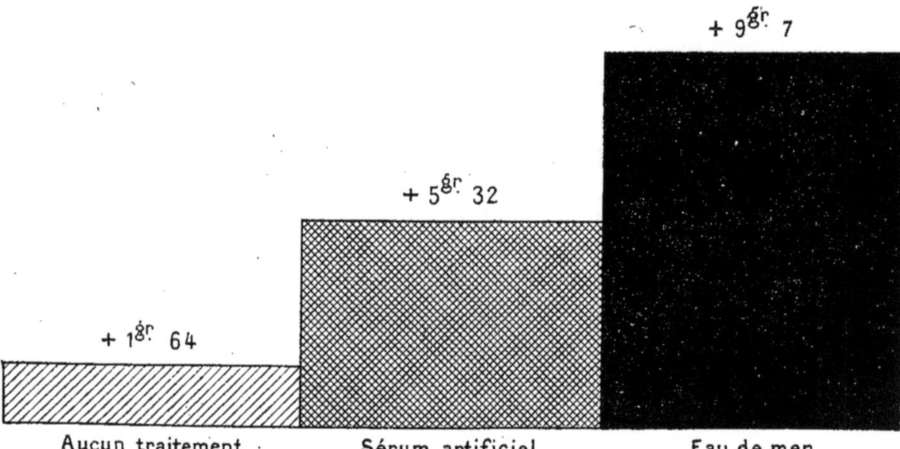

Graphique général, résumant 34 cas et 2.132 journées d'expérience. — Augmentation pondérale moyenne, par jour et par enfant, pour chacune des trois périodes d'observation.

tion de sérum artificiel, 9 gr. 7 sous l'injection d'eau de mer, ces moyennes établies sur 2.132 journées d'expérience.

Proportionnellement, ces chiffres diffèrent à peine des précédents. Acceptons-les comme les chiffres définitifs de ce travail.

Leur éloquence dispense de longs commentaires. Ils montrent d'abord une fois de plus le bénéfice encore discuté et cependant flagrant que les débiles et les prématurés, à l'état d'arrêt de croissance, peuvent tirer des injections sous-cutanées de sérum artificiel. Ils montrent en outre, et c'est là le point capital de cette étude, que l'eau de mer isotonique présente sur le sérum artificiel une supériorité manifeste, puisque sur les mêmes sujets ou sur des sujets comparables, elle détermine une augmentation de poids à peu près double de celle que détermine la simple solution chlorurée sodique.

VII. — Concordance de ces résultats avec ceux obtenus par Quinton et Julia en physiologie animale

Ces résultats sont intéressants à comparer avec ceux obtenus par Quinton et Julia en physiologie animale. Ces auteurs ont établi, par l'injection intra-veineuse pratiquée sur le chien, que pour 1 molécule liquide et 1 molécule solide éliminées sous l'injection de sérum artificiel, le rein élimine 1,9 molécule liquide et 2,1 molécules solides sous l'injection d'eau de mer isotonique, toutes les conditions d'expérience étant égales. L'activité du rein sous l'injection d'eau de mer est le double de ce qu'elle est sous l'injection chlorurée [1].

Or, c'est à un résultat presque identique que nous arrivons ici en physiologie humaine. Comme nous venons de le constater, le bénéfice fonctionnel, mesuré par l'accroissement du poids chez le débile, est à peu près double sous l'injection d'eau de mer de ce qu'il est sous l'injection de sérum artificiel.

VIII. — Effets spéciaux sur l'ictère, l'entérite la bronchite, l'athrepsie

Il est difficile de dissocier avec précision l'action d'un traitement adjuvant quelconque de l'action des traitements spéciaux instaurés dans les cas d'affections aiguës. Ce que l'un de nous peut dire, d'après son expérience du Pavillon des débiles, c'est

1. Voir Quinton, *L'eau de mer milieu organique,* 1904, p. 184.

qu'en aucun cas l'eau de mer ne lui a semblé moins active que le sérum artificiel. Elle paraît dissiper l'ictère, d'une façon générale, dans un délai assez court. Nous n'avons pas observé d'entérite qui ait persisté, avec le traitement marin associé à une diète hydrique, même peu sévère, plus de cinq jours. Les bronchites nous ont semblé de même influencées favorablement. Au reste, la moyenne élevée de l'accroissement pondéral sous l'injection marine marque assez le caractère de son influence sur tous les désordres au sujet desquels elle a été pratiquée ou qui sont survenus pendant sa durée.

Dans un cas particulièrement désespéré d'athrepsie (enfant n° 6), nous avons assisté à un relèvement qu'aucune médication n'avait pu déterminer et qui a persisté près de trois mois.

Dans aucun cas, nous n'avons observé de contre-indication ni générale ni particulière à cette thérapeutique marine.

CONCLUSIONS

Les conclusions qui se dégagent de ce travail sont simples :

1° L'eau de mer isotonique, en injection sous-cutanée, paraît offrir une supériorité manifeste, en thérapeutique infantile, sur le sérum artificiel ; elle devra lui être préférée ;

2° L'eau de mer nous semble avoir sa place marquée dans les cas de débilité, d'arrêt de croissance, d'athrepsie, compliqués ou non d'ictère, d'entérite ou de bronchite ;

3° Aucune contre-indication ni générale ni particulière n'apparaît jusqu'ici à ce procédé thérapeutique nouveau.

APPENDICE

DÉTAILS DES EXPÉRIENCES DES DEUX PREMIÈRES SÉRIES

On trouvera plus loin le détail des expériences des deux premières séries.

Dans chaque tableau, les poids absolus de l'enfant, son augmentation quotidienne, le lait absorbé par jour sont donnés en grammes. Le « premier jour » s'entend pour le jour d'entrée dans le service.

Le nombre des nourrices est indiqué pour chaque enfant, ainsi que le premier jour de la période qui revient à chaque nourrice.

Un graphique est joint à chaque observation. — Pour les onze premiers enfants, c'est-à-dire pour ceux de la première série, ce graphique représente l'augmentation moyenne et quotidienne de poids dans chacune des trois périodes observées : 1° (de la gauche à la droite) période avant toute injection, 2° période pendant les injections de sérum artificiel, 3° période pendant les injections d'eau de mer. — Pour les dix enfants suivants, c'est-à-dire pour ceux de la deuxième série, le graphique représente la même augmentation moyenne et quotidienne pour les trois périodes suivantes d'observation : 1° (de la gauche à la droite) période avant toute injection, 2° période pendant les injections d'eau de mer, 3° période sans injection, mais postérieure aux injections d'eau de mer. La figuration de cette dernière période (non envisagée dans le travail qui précède) montre que le bénéfice tiré du traitement marin se prolonge au delà de la période d'injection.

Pour ne pas allonger cette étude, nous n'avons pas rapporté les observations détaillées des dix-neuf enfants de la troisième série, les effets du sérum artificiel étant connus par des travaux antérieurs. Lachèze dans sa thèse (Médecine, Paris, 25 mai 1905) donne d'ailleurs, p. 65-105, le détail de dix enfants de cette troisième série. En voici la concordance :

nos DES OBSERVATIONS DE LA THÈSE DE LACHÈZE, p. 65-105	nos DES ENFANTS DE NOTRE TROISIÈME SÉRIE
I (planche 1)	29
II (planche 2)	36
III (planche 2)	30
IV (planche 2)	26
V (planche 3)	35
VIII (planche 4)	34
IX (planche 4)	23
X (planche 4)	39
XI	25
XII	24

Une rectification générale doit être faite aux détails des observations rapportées par Lachèze. Toutes les indications concernant le lait, l'état de l'enfant, les garde-robes, le traitement, le sérum, etc., s'entendent pour la veille du jour dit. Au contraire, les poids inscrits dans les planches s'entendent pour le jour marqué.

Nous donnons ci-dessous le détail condensé de nos observations.

I. — Première Série.

Enfant n° 1

(*Sérum artificiel et eau de mer.*)

Féminin. Née le 1er janvier 1905, au terme de 7 mois. D. R., 24 avril. Accouchement spontané, délivrance naturelle et complète ; placenta, 400 grammes ; poids de l'enfant, 1.700 grammes.

Mère Ipare, 20 ans, aliénée. Antécédents : croup, 4 ans; scarlatine, 8 ans; fluxion de poitrine, 9 ans. P. R., 11 ans, douloureuses.
Père mort cardiaque.
Quatre nourrices : les 1er, 15e, 38e et 76e jours.

TRAITEMENT HYPO-DERMIQUE	JOURS	POIDS ABSOLUS	GAIN (+) OU PERTE (—) PAR JOUR	LAIT PAR JOUR	OBSERVATIONS
Nul	1 à 21	1705 à 1680	— 1,25	? à 342	Ictère. Selles à peu près normales.
Sérum.....	21 à 74	1680 à 1935	+ 4,81	360 à 440	Vomiss. du 40e au 50e j. Selles normales.
Eau de mer.	74 à 94	1935 à 2320	+19,25	440 à 500	Excellent état. Part le 3 avril.

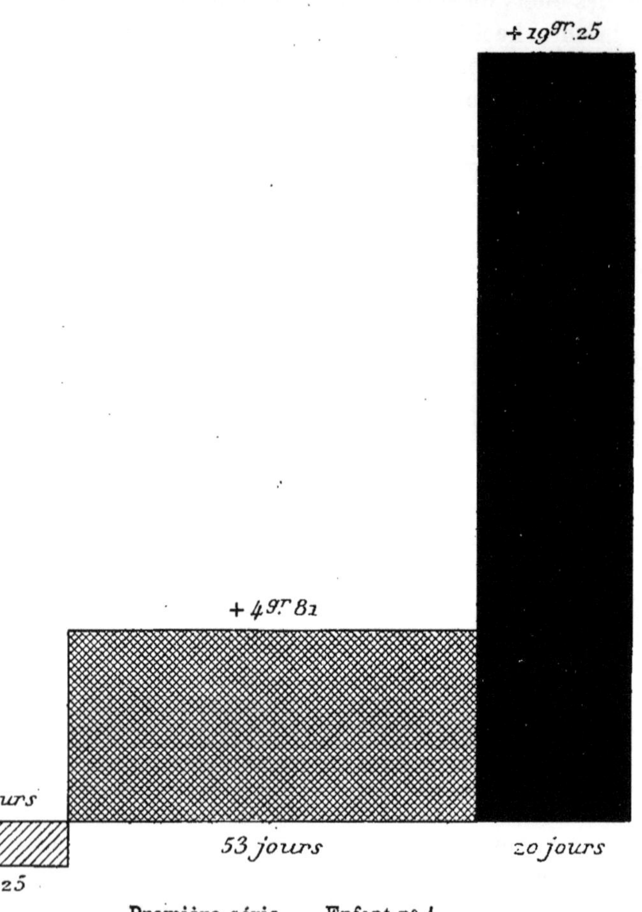

Première série. — Enfant n° 1.

ENFANT n° 2.

(*Sérum artificiel et eau de mer.*)

Féminin. Née le 27 décembre 1904, au terme de 7 mois 1/2. Accouchement prématuré de cause inconnue.
Mère Ipare, 20 ans; père 29 ans, tous deux bien portants.
Entrée dans le service : 28 décembre.
Quatre nourrices : les 1er, 29e, 35e et 42e jours.

TRAITEMENT HYPODERMIQUE	JOURS	POIDS ABSOLUS	GAIN (+) OU PERTE (—) PAR JOUR	LAIT PAR JOUR	OBSERVATIONS
Nul.......	1 à 21	1480 à 1540	+ 3	? à 315	Selles vertes, mal digérées du 11e au 21e jour.
Nul.......	21 50	1540 1930	+ 13,44	315 387	Bronchite au 33e et au 45e j. Selles normales.
Nul.......	50 57	1930 1900	— 4,3	387 414	Forte bronch. du 53e au 57e j. Selles normales.
SÉRUM.....	57 77	1900 2150	+ 12,5	414 475	Bronchite très forte du 57e au 77e jour. Selles à peu près normales.
EAU DE MER	77 89	2150 2340	+ 15,83	460 500	Bronchite terminée au 85e j. Selles norm. Part bien port. le 26 mars 1905.

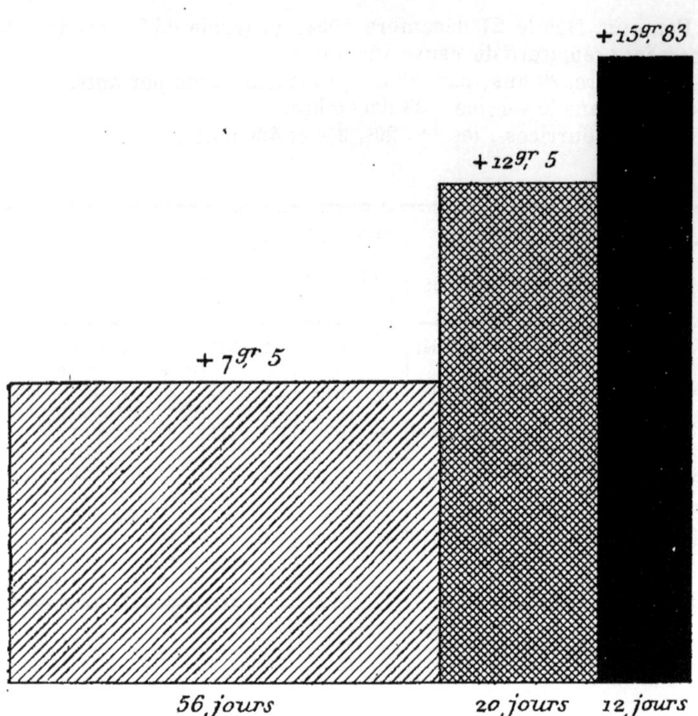

Première série. — Enfant n° 2.

ENFANT n° 3.

(Sérum artificiel et eau de mer.)

Féminin. Née le 15 décembre 1904.

Père et mère bien portants (?). Placenta, 520 grammes. Pas d'autres renseignements.

Entrée dans le service : 15 décembre.

Quatre nourrices : les 1er, 39e, 55e et 129e jours.

TRAITEMENT HYPO-DERMIQUE	JOURS	POIDS ABSOLUS	GAIN (+) OU PERTE (—) PAR JOUR	LAIT PAR JOUR	OBSERVATIONS
Nul	1 à 6	1575 à 1480	—19	80 à 198	Selles vertes et jaune vert glaireuses.
SÉRUM.....	6 27	1480 1500	+ 0,95	198 307	Bronchite au 17e jour. Selles jaune vert mal digérées.
Nul	27 47	1500 1570	+ 3,5	307 360	Mauvais aspect ; très pâle au 47e jour. Selles en général jaune vert et vertes.
SÉRUM.....	47 90	1570 1870	+ 6,97	378 378	Vomis. du 70e au 90e j. Selles vertes et jaune vert mal digérées.
EAU DE MER.	90 96	1870 1850	— 0,33	378 342	Vomissements disparaissent le 93e jour. Selles jaune vert.
EAU DE MER.	96 120	1850 2150	+ 12,5	378 406	Bronch. après la mise en berc., du 100e au 115e j. Selles jaune vert jusqu'au 104e j. ; jaunes normales ensuite.
Nul	120 à 156	2150 2180	+ 0,83	414 504	Un peu de bronch. du 128e au 132e j. Selles norm. Part en bon état le 19 mai.

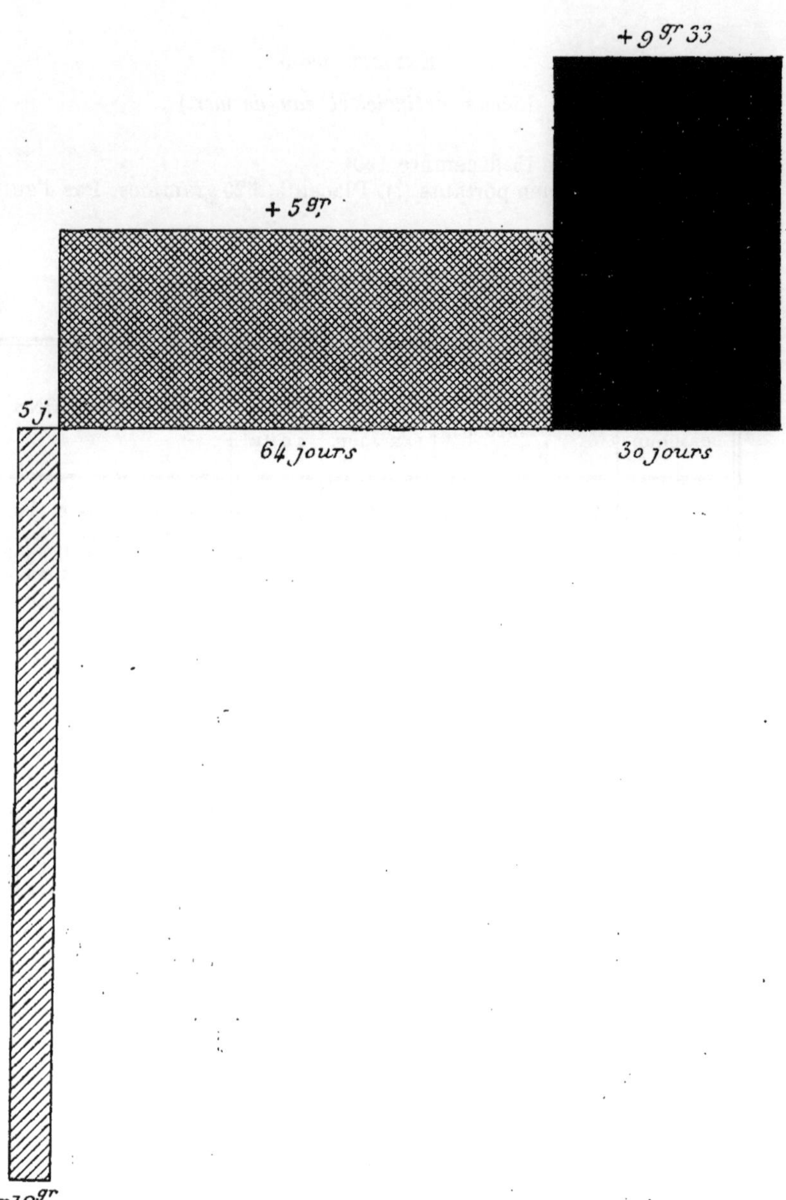

Première série. — Enfant n° 3.

ENFANT N° 4.

(Sérum artificiel et eau de mer.)

Féminin. Née le 20 janvier 1905.

Hérédité syphilitique. Pas d'autres renseignements.

Entrée dans le service : 23 janvier.

Rate imperceptible, mais à cause des antécédents, on institue le traitement mercuriel (frictions).

Deux nourrices : les 1er et 15e jours.

TRAITEMENT HYPO-DERMIQUE	JOURS	POIDS ABSOLUS	GAIN (+) OU PERTE (—) PAR JOUR	LAIT PAR JOUR	OBSERVATIONS
Nul	1 à 14	1800 à 1780	— 1,53	126 à 360	Selles normales. Frictions mercurielles.
SÉRUM.....	14 41	1780 2090	+ 11,48	360 396	Selles mal digérées, puis liquides du 37e au 40e j. Frict. cessées le 20e j.
Nul	41 51	2090 2165	+ 7,5	396 470	Bronch. légère au 46e j. Vomiss. le 48e jour. Selles jaun. vert. et plus nombr. à partir du 46e jour.
EAU DE MER	51 58	2165 2275	+ 15,71	460 420	Vomiss. au 53e j. Quelques selles jaunes vertes.
EAU DE MER	58 61	2275 2230	— 15	190 360 390	Diarrhée verte.
EAU DE MER	61 63	2230 2265	+ 17,5	450	Selles jaunes normales. Part en bon ét. le 26 mars.

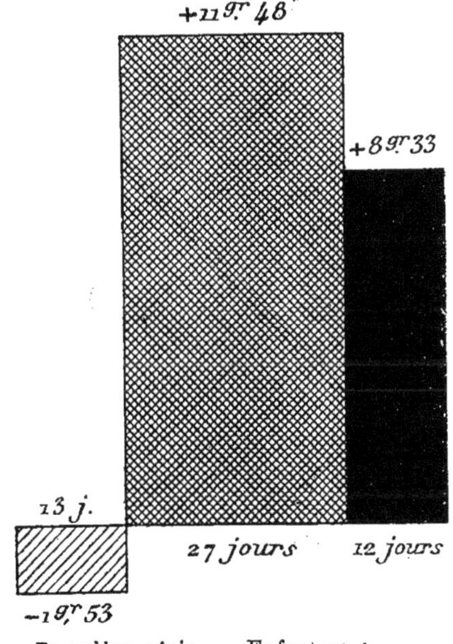

Première série. — Enfant n° 4.

Cet enfant est le seul parmi les sujets sortis vivants, dont la moyenne quotidienne d'augmentation pondérale soit plus faible sous les injections d'eau de mer (8,33 grammes) que sous les injections de sérum artificiel (11,48 grammes). Mais ce fait tient uniquement aux trois jours de diète partielle pendant lesquels l'enfant a perdu 15 grammes par jour. Comme on le voit, d'après les détails qui précèdent, l'augmentation sous l'injection d'eau de mer avec alimentation normale a été supérieure à l'augmentation sous l'injection chlorurée sodique.

ENFANT N° 5

(*Sérum artificiel et eau de mer.*)

Féminin. Née le 9 février 1905, au terme de 7 mois. D. R. 24 juin.
Mère bien portante, père (?.)
Entrée dans le service : 13 février.
Deux nourrices : les 1er et 21e jours.

TRAITEMENT HYPO-DERMIQUE	JOURS	POIDS ABSOLUS	GAIN (+) OU PERTE (—) PAR JOUR	LAIT PAR JOUR	OBSERVATIONS
Nul	1 à 13	1900 à 1930	+ 2,5	225 à 387	Ecoulem. des yeux du 1er au 10e j. Selles norm.
SÉRUM	13 17	1930 1950	+ 5	387	Ecoulement purulent et abondant des 2 yeux.
Nul	17 22	1950 1960	+ 2	387 414	Un peu de bronchite; écoulement des yeux.
SÉRUM	22 28	1960 2020	+ 10	414 423	Selles normales. Un peu de bronchite.
Nul	28 32	2020 2080	+ 15	423	Un peu de bronchite. Selles normales.
EAU DE MER	32 40	2080 2210	+ 16,25	423	Normal.
Nul	40 52	2210 2330	+ 10	423 441	Part bien port. le 6 avr.

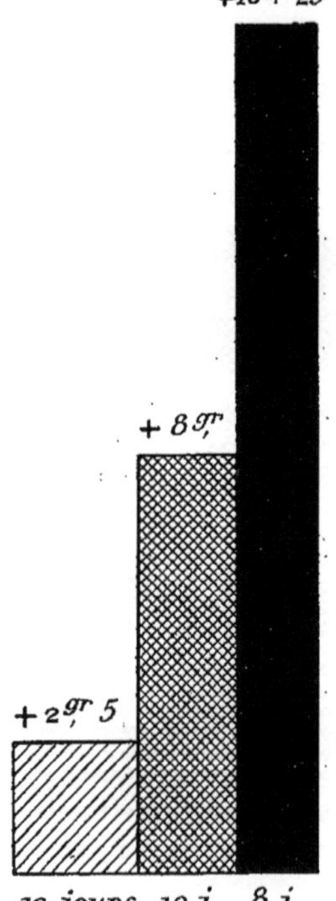

Première série. — Enfant n° 5.

ENFANT N° 6.

(Sérum artificiel et eau de mer. Décédé.)

Féminin. Née le 18 novembre 1904 au terme de 7 mois 1/2. — 2.060 grammes à la naissance. 2 enfants jumeaux; la sœur de celle-ci meurt le 44ᵉ jour, 14 janvier 1905, au même Pavillon des débiles. Poids à la naissance de cette seconde jumelle : 1.880 grammes.

Mère primipare, bien portante, pas d'albumine. Père bien portant (?).

Entrée dans le service le 2 décembre.

Cinq nourrices : les 1ᵉʳ, 46ᵉ, 52ᵉ, 69ᵉ et 115ᵉ jours.

TRAITEMENT HYPODERMIQUE	JOURS	POIDS ABSOLUS	GAIN (+) OU PERTE (—) PAR JOUR	LAIT PAR JOUR	OBSERVATIONS
Nul	1 à 5	1730 à 1790	+ 15	245 à 400	Conjonctivite. Selles vertes.
SÉRUM	5 20	1790 1890	+ 6,66	400 423	Bronch. et gastrite. Selles jaunes vertes et jaunes fétides.
Nul	20 25	1890 1920	+ 6	423	Gastrite. Selles normales.
SÉRUM	25 29	1920 1945	+ 6,25	423	Gastrite. Muguet. Selles normales.
Nul	29 45	1945 1890	— 3,43	423	Selles norm., sauf le 40ᵉ j., nombreuses et une liquide.
SÉRUM	45 59	1890 1640	—17,85	432, 282, 432	Diarrhée 46ᵉ à 50ᵉ j. Gastrite. Bronch. légère.
SÉRUM	59 93	1640 1760	+ 3,53	329, 180, 405	Diarrhée du 59ᵉ au 65ᵉ jour.
SÉRUM	93 103	1760 1770	+ 1	405	Selles normales, très mauv. état, athrepsie.
EAU DE MER.	103 à 117	1770 1820	+ 3,57	405	Selles normales.
Nul	117 à 125	1820 1830	+ 1,25	405	Coryza.
EAU DE MER.	125 à 152	1830 2030	+ 7,41	405	Bronch. légère vers le 130ᵉ j., état gén. amélioré à partir du 140ᵉ j. L'enf. crie bien. Coryza. Selles normales.
EAU DE MER.	152 à 207	2030 1850	— 3,27	405	Coryz. purul. au 160ᵉ j. L'état s'affaiblit; coryza très purul. 175ᵉ j. Ventre ballonné. Selles mal digérées à partir du 176ᵉ j.
EAU DE MER.	207 à 211	1850 2060	+52,5	405	Œdème généralisé le 209ᵉ j. Mort le 9 juin 1905.

Le 103ᵉ jour de ce tableau, c'est-à-dire le 117ᵉ jour après la naissance, l'enfant, qui pesait 2.060 grammes en naissant, ne pèse plus que 1.770 grammes. Son état est si précaire qu'on décide de l'injecter quotidiennement d'eau de mer (dose : 5 cc.). L'état s'améliore immédiatement, et plus encore au cours de la deuxième période d'injections, où

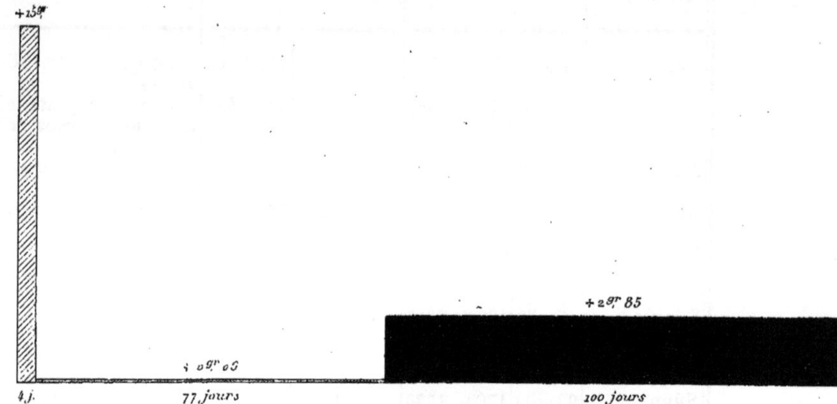

Première série. — Enfant n° 6, décédé.

le faciès général de l'enfant change d'une façon manifeste et où le poids monte plus haut qu'avec tous les traitements précédents. Malgré le décès final, ce cas particulièrement grave est un des plus démonstratifs quant à l'action marine, et à sa supériorité occasionnelle sur les autres modes de traitement.

ENFANT N° 7.

(*Sérum artificiel et eau de mer. Décédé.*)

Féminin. Née le 17 février 1905, au terme de 8 mois. Rate non perceptible. Placenta normal.

Mère primipare, albuminurique, bien portante habituellement.

Père (?).

Entrée dans le service : 17 février.

Quatre nourrices : les 1er, 7e, 85e et 94e jours.

TRAITEMENT HYPODERMIQUE	JOURS	POIDS ABSOLUS	GAIN (+) OU PERTE (—) PAR JOUR	LAIT PAR JOUR	OBSERVATIONS
Nul	1 à 9	1420 à 1420	0	25 à 216	Selles jaunes vertes.
SÉRUM.....	9 26	1420 1570	+ 8,82	234 324	Quelq. vomissements. Selles jaunes vertes.
EAU DE MER	26 40	1570 1815	+ 17,5	324	Selles normales jusqu'au 35e j., mal digérées ensuite.
EAU DE MER	40 43	1815 1700	— 38,33	324, 108, 108	Diarrhée verte.
EAU DE MER	43 59	1700 1990	+ 18,12	324 342	Bon état.
Nul	59 83	1990 2080	+ 3,75	378 470	Bon état.
Nul	83 88	2080 1870	— 41	470 420	Bronch. Selles jaunes vertes.
EAU DE MER	88 107	1870 2040	+ 8,94	440 495	Bon état.
Nul	107 à 117	2040 2130	+ 9	470 480	Bon état.
Nul	117 à 132	2130 1750	— 25,33	470, 270, 495	2 jours de diarrhée jaune; demi-diète.
EAU DE MER	132 à 140	1750 1850	+ 12,5	495 450	Diarrhée terminée.
Nul	140 à 144	1850 1890	+ 10	450	
EAU DE MER	144 à 150	1890 1860	— 5	430 410	Diarrhée jaune.
SÉRUM.....	150 à 152	1860 1800	— 30	270 210	Mort le 18 juillet. Convulsions.

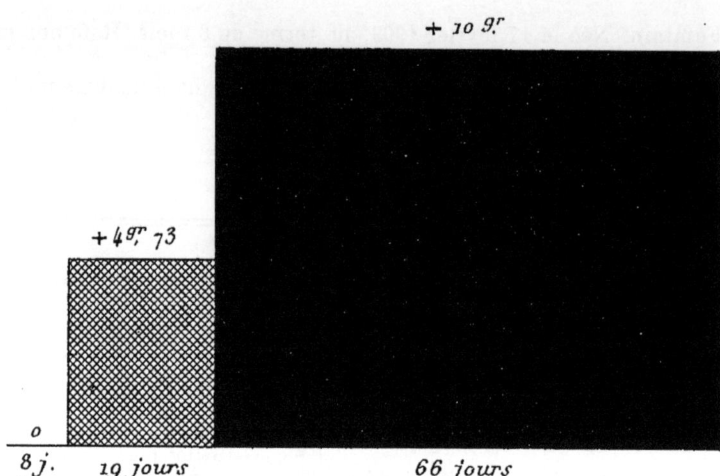

Première série. — Enfant n° 7, décédé.

ENFANT N° 8.

(*Sérum artificiel et eau de mer. Décédé.*)

Féminin. Née le 16 février 1905, à terme. — Placenta 400 grammes. Rate non perceptible.

Mère primipare. Entérite tuberculeuse depuis plusieurs années.

Père bien portant.

Entrée dans le service : 20 février.

Trois nourrices : les 1er, 5e et 34e jours.

TRAITEMENT HYPODERMIQUE	JOURS	POIDS ABSOLUS	GAIN (+) OU PERTE (—) PAR JOUR	LAIT PAR JOUR	OBSERVATIONS
Nul	1 à 8	1730 à 1720	— 1,43	100 à 315	Ecoul. des deux yeux. Phlyctènes pur. autour de la bouche. Selles mal digérées.
SÉRUM	8 19	1720 1850	+ 11,82	315 360	Selles jaunes vertes et vertes.
Nul	19 30	1850 1935	+ 7,72	360	Cris incessants. Vom. Boit très mal. Ulcér. du maxillaire sup. Furoncl. Bronch. légère. Selles vertes mal digérées.
EAU DE MER	30 42	1935 2100	+ 5,41	360 369	Selles jaun. vertes, liquides du 34e au 36e j.
EAU DE MER	42 44	2100 2160	+ 30	369	Œdème généralisé. Selles jaunes vertes mal digérées. Enfant contracté. Meurt le 5 avril.

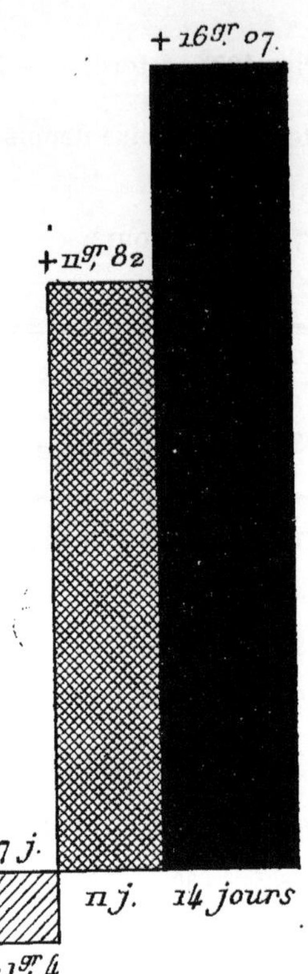

Première série. — Enfant n° 8, décédé.

ENFANT N° 9.

(*Sérum artificiel et eau de mer. Décédé.*)

Masculin. Né le 25 décembre 1904, au terme de 7 mois.

Parents bien portants.

5e grossesse. — 1er enfant à terme, actuellement 11 ans; 2e à terme, 8 ans; 3e à terme, mort à 2 ans et demi après fracture au bras; 4e, avortement de deux mois.

Entrée dans le service : 26 décembre.

Cinq nourrices : les 1er, 12e, 30, 79e, 90e jours.

TRAITEMENT HYPODERMIQUE	JOURS	POIDS ABSOLUS	GAINS (+) OU PERTES (—) PAR JOUR	LAIT PAR JOUR	OBSERVATIONS
Nul	1 à 14	1390 à 1270	— 9,23	? à 270	Selles jaunes vertes mal digérées.
Nul	14 21	1270 1440	+ 24,28	270	Idem.
Nul	21 29	1440 1390	— 6,25	270 315	Selles jaunes vertes.
SÉRUM.....	29 49	1390 1580	+ 9,5	333 360	Selles jaunes, normales dès le 31e jour.
SÉRUM.....	49 79	1580 1365	— 7,17	360 405	Selles norm. jusq. 75e j., puis liq. et jaunes vertes jusq. 79e j. Vomiss. le 71e, le 75e et le 78e j. Tr. mauv. état général. Cachexie.
EAU DE MER	79 87	1365 1525	+ 20	360	Selles jaunes, un peu liq. les 79e et 80e j., jaunes vertes le 81e, puis norm. Etat très amélioré.
Nul	87 94	1525 1490	— 5	360	Coryza le 87e, br. le 90e. Mauv. asp. le 91e, œdème des pieds et des mains le 92e. Teint gris.
EAU DE MER	94 101	1490 1545	+ 7,85	360	Bronch. cont. Bronchopneum. le 100e j. Cyanose. Meurt le 6 avril.

Le 79e jour, jour du début des injections marines, le poids de l'enfant est plus faible qu'à la naissance.

L'état par ailleurs est si précaire qu'on décide de pratiquer les injections d'eau de mer quotidiennement à la dose de 5 cc. On cesse l'eau de mer le 87e jour pour voir si l'augmentation pondérale et l'amélioration de l'état sont dus réellement à l'eau de mer ou bien au changement de nourrice qui a eu lieu par hasard le jour même de la première injection. Avec la suppression de l'eau de mer, le poids tombe. Il se relève avec la reprise. L'œdème ne paraît pas avoir joué de rôle pondéral dans cette observation.

Malgré le décès, déterminé par une broncho-pneumonie, cette observation, comme celle du n° 6, est une des plus significatives de la série quant à l'action marine.

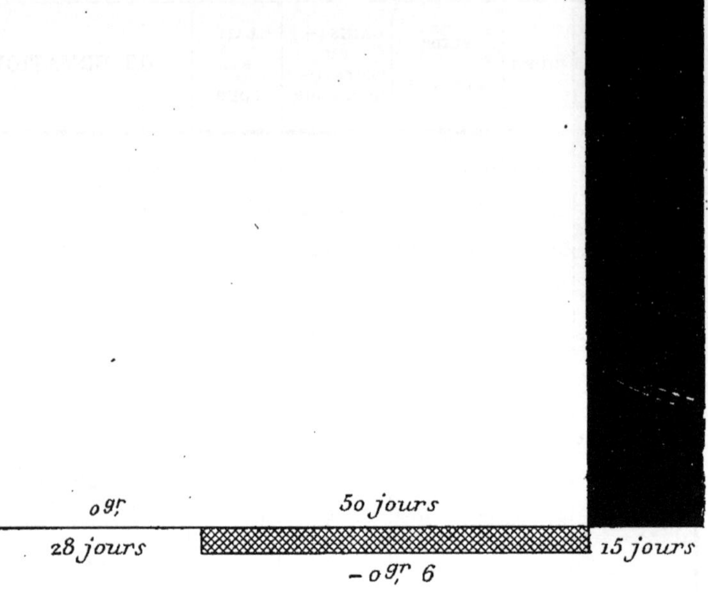

Première série. — Enfant n° 9, décédé.

ENFANT N° 10.

(*Sérum artificiel et eau de mer. Décédé.*)

Féminin. Née le 20 février 1905, au terme de 8 mois. D. R. premiers jours de juillet.

Accouchement prématuré attribué à un excès de fatigue. — Placenta normal. Rate non perceptible.

Mère primipare, 17 ans, bien portante.

Père, 26 ans, bien portant.

Entrée dans le service : 21 février.

Deux nourrices : les 1er et 21e jours.

TRAITEMENT HYPO-DERMIQUE	JOURS	POIDS ABSOLUS	GAIN (+) OU PERTE (—) PAR JOUR	LAIT PAR JOUR	OBSERVATIONS
Nul........	1 à 6	1860 à 1730	— 26	35 à 288	Selles normales.
SÉRUM......	6 22	1730 1800	+ 4,4	288 423	Ictère au 20e j. Selles jaunes vertes, puis nombreuses les 17e et 18e jour et fétides le 20e.
EAU DE MER	22 29	1800 1890	+ 12,85	423	L'ictère s'accuse le 27e jour. Selles jaunes vertes.
EAU DE MER	29 36	1890 1900	+ 1,43	423	Vomissements jaunes et glaireux du 29e au 32e jour. Œdème des pieds et des mains le 30e jour. Teint cireux du 29e au 36e jour. Selles jaunes fétides.
Nul.......	36 38	1900 1860	— 20	423	Ni vomissements, ni œdème. Teint décoloré. Meurt le 30 mars.

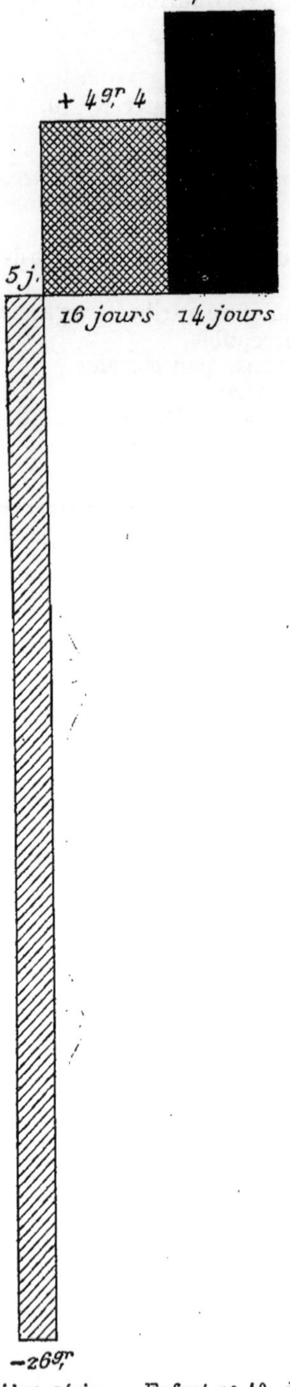

Première série. — Enfant n° 10, décédé.

Enfant N° 11.

(Sérum artificiel et eau de mer. Décédé.)

Féminin. Née le 24 février 1905 au terme de 8 mois. D. R. 9 juin. Petit placenta.

Mère bien portante, pas d'albumine. Un premier enfant né à terme ayant actuellement 3 ans, bien portant.

Père bien portant.

Entrée dans le service : 25 février.

Deux nourrices : les 1er et 21e jours.

TRAITEMENT HYPODERMIQUE	JOURS	POIDS ABSOLUS	GAIN (+) OU PERTE (—) PAR JOUR	LAIT PAR JOUR	OBSERVATIONS
Nul.......	1 à 12	1650 à 1550	— 9,1	40 270	Vomissements les 10e et 11e jours. Selles normales.
Sérum.....	12 17	1550 1610	+ 12	270 288	Vomissements. Bronchite forte. Selles jaunes-vertes, puis liquides le 16e jour.
Eau de mer	17 27	1610 1660	+ 5	288 200 288	Vomissements. Bronchite guérie le 24e jour. Œdème du ventre et des pieds. Cyanose le 25e j. Selles identiques. Meurt le 25 mars.

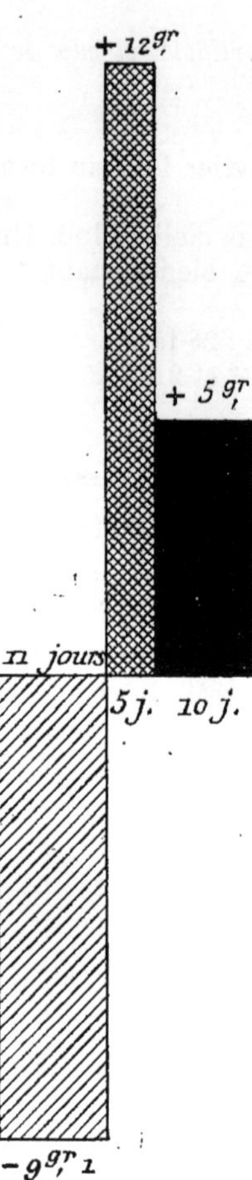

Première série. — Enfant n° 11, décédé.

II. — Deuxième série.

Enfant N° 12.

(Eau de mer seule.)

Masculin. Né le 19 mars 1905, au terme de 7 mois et demi.

Mère bien portante. Un premier enfant actuellement vivant, 11 ans, né d'un père qui serait mort.

Père de ce second enfant, bien portant.

Entrée dans le service : le 22 mars.

Quatre nourrices : les 1er, 4e, 23e et 27e jours.

TRAITEMENT HYPODERMIQUE	JOURS	POIDS ABSOLUS	GAIN (+) OU PERTE (—) PAR JOUR	LAIT PAR JOUR	OBSERVATIONS
Nul.......	1 à 11	1800 à 1660	— 14	117 à 324	Cyanose des pieds. Rate grosse et dure à l'entrée. Teinte subictérique le 4e j. Ictère très prononcé du 6e au 11e j. Bronchite le 8e j. Selles jaunes vertes et nombreuses.
Eau de mer	11 35	1660 1900	+ 10	342 369	L'ictère se dissipe et la bronchite guérit le 14e j. Bon état. Selles normales à partir du 21e jour.
Eau de mer	35 41	1900 1870	— 5	369	Bronchite très forte. Cyanose de la face. Vomissements jusqu'au 40e j. où l'état s'améliore.
Nul.......	41 66	1870 2260	+ 15,6	369 460	Bronchite guérie le 43e j. Nouvelle bronchite légère du 53e au 56e jour. Hernie crurale droite le 56e jour. Selles normales. Part bien portant le 26 mai.

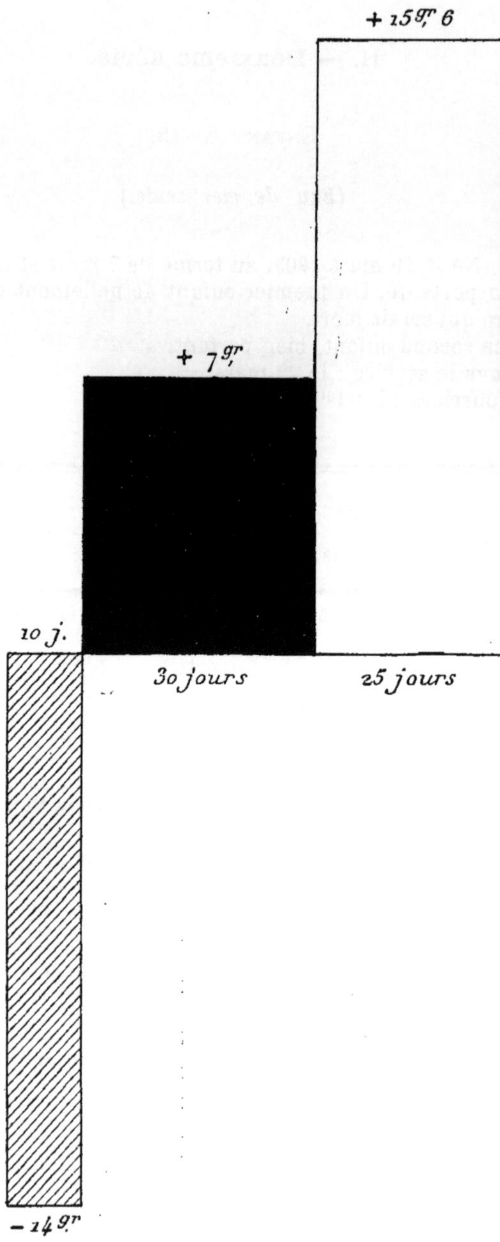

Deuxième série. — Enfant n° 12.

ENFANT N° 13.

(*Eau de mer seule.*)

Masculin. Né le 18 avril 1905.
Entrée dans le service : 19 avril.
Pas d'autres renseignements.
Rate normale.
Quatre nourrices : les 1er, 8e, 24e, 70e jours.

TRAITEMENT HYPODERMIQUE	JOURS	POIDS ABSOLUS	GAIN (+) OU PERTE (—) PAR JOUR	LAIT PAR JOUR	OBSERVATIONS
Nul.......	1 à 11	1820 à 1720	— 10	117 à 342	Selles normales.
Nul.......	11 24	1720 1860	+ 10,77	342 369	Quelques selles jaunes vertes.
Nul.......	24 29	1860 1760	— 20	369 349	Diarrhée jaune légère. Vomissements. Bronchite.
EAU DE MER	29 35	1760 1685	— 12,5	369	Selles normales dès le 32e j. Vomissements arrêtés. Bronchite continue.
EAU DE MER	35 43	1685 1800	+ 14,37	369 387	Selles normales. Bronchite finie le 39e jour.
Nul.......	43 65	1800 2030	+ 10,9	387 394	Selles normales.
EAU DE MER	65 75	2030 2160	+ 13	394 440	Id.
Nul.......	75 91	2160 2370	+ 13,12	440 490	Selles normales. Part bien portant le 19 juillet.

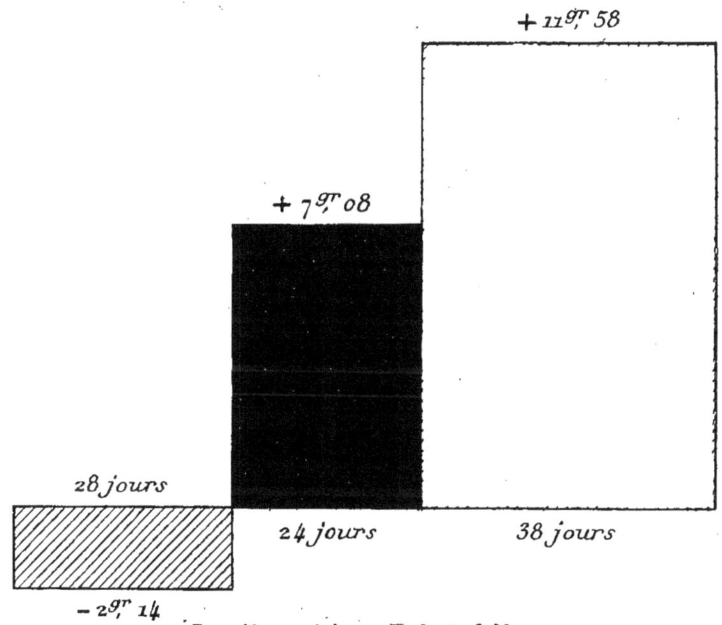

Deuxième série — Enfant n° 13.

ENFANT N° 14.

(Eau de mer seule.)

Féminin. Née le 14 mai 1905. Pas d'autres renseignements.
Entrée dans le service : 16 mai.
Deux nourrices : les 1er et 5e jours.

TRAITEMENT HYPODERMIQUE	JOURS	POIDS ABSOLUS	GAIN (+) OU PERTE (—) PAR JOUR	LAIT PAR JOUR	OBSERVATIONS
Nul.......	1 à 21	1720 à 1735	+ 0,75	153 à 378	Selles jaunes vertes du 12e au 21e jour. Vomissements du 17e au 21e jour.
EAU DE MER	21 33	1735 1860	+ 10,4	378 387	2 jours encore de selles jaunes vertes. Puis selles normales. Vomissements arrêtés le 22e jour.
Nul.......	33 65	1860 2120	+ 8,1	387 414	Selles normales. Etat excellent. Part le 19 juillet.

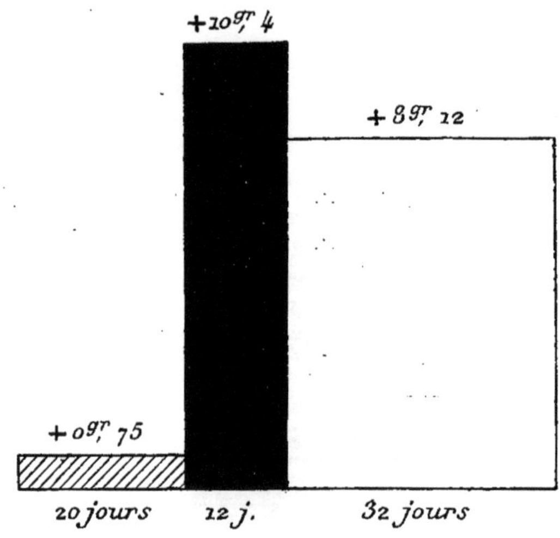

Deuxième série. — Enfant n° 14.

ENFANT N° 15.

(*Eau de mer seule.*)

Féminin. Née le 3 avril 1905, au terme de 8 mois. D. R. fin juin. 5e grossesse.

Mère anémique. — Un premier enfant, né à terme, mort à 3 mois de congestion pulmonaire. Un second enfant, à terme, âgé actuellement de 3 ans, bien portant. Un troisième, à terme, bien portant, actuellement 15 mois. Une quatrième grossesse, avec avortement de deux mois (fatigue?).

Pour cette cinquième grossesse, pas d'albumine. Placenta inconnu. Beaucoup de liquide.

Père : eczéma chronique.

Entrée dans le service : 3 avril.

Quatre nourrices : les 1er, 3e, 17e et 41e jours.

TRAITEMENT HYPODERMIQUE	JOURS	POIDS ABSOLUS	GAIN (+) OU PERTE (—) PAR JOUR	LAIT PAR JOUR	OBSERVATIONS
Aucun	1 à 53	1860 à 2140	+ 5,38	70 à 432	Quelques vomissements du 8e au 20e j. Bronchite du 20e au 30e, et du 48e au 53e jour. Selles jaunes vertes et vertes, constantes jusqu'au 32e jour, plus rares ensuite.
Aucun	53 58	2140 2130	— 2	432 470	Bronchite terminée le 54e j. Selles jaunes vertes et jaunes vertes liquides.
EAU DE MER	58 62	2130 2200	+ 17,5	470 480	Selles jaunes normales à partir du 60e jour.
Aucun	62 75	2200 2340	+ 10,69	480 470	Bon état. Selles normales.
Aucun	75 92	2340 2460	+ 7,06	470, 405, 490	Cris continuels du 76e au 80e jour. Selles normales, sauf les 85e et 86e j. (jaunes vertes liquides). — Part bien portant le 4 juillet.

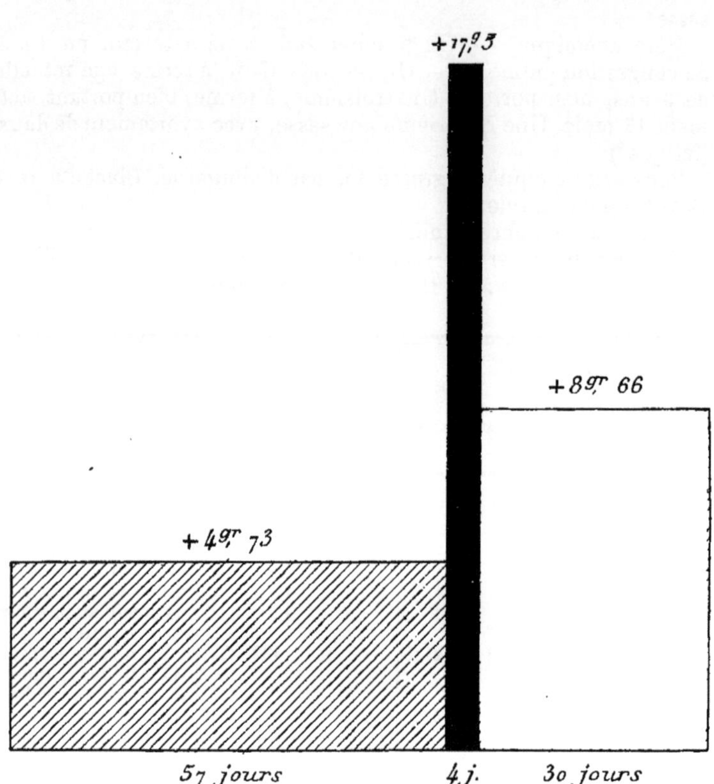

Deuxième série — Enfant n° 15.

ENFANT N° 16.

(*Eau de mer seule.*)

Masculin. Né le 5 mars 1905, au terme de 8 mois.

Mère primipare, 25 ans, bien portante. Albumine pendant la grossesse. Accouchement prématuré attribué à un excès de fatigue.

Père bien portant, 29 ans.

La mère nourrit son enfant qui tète bien. Le 22 mars, muguet, difficulté pour téter. L'enfant boit bien à la cuillère.

Entrée dans le service : 23 mars.

Deux nourrices : les 1er et 37e jours.

TRAITEMENT HYPO-DERMIQUE	JOURS	POIDS ABSOLUS	GAIN (+) OU PERTE (—) PAR JOUR	LAIT PAR JOUR	OBSERVATIONS
Aucun	1 à 8	1720 à 1880	+ 22,85	351	Beaucoup de muguet. Mauvais aspect général. Maigreur. Un peu de cyanose. Plaques de stomatite. Quelques selles jaunes vertes mal digérées et marron fétides.
Aucun	8 13	1880 1850	— 6	351 378	Selles jaunes fétides et jaunes vertes mal digérées.
EAU DE MER	13 15	1850 1870	+ 10	378	Selles normales.
Aucun.....	15 26	1870 2040	+ 15,45	378	Selles normales.
Aucun. ..	26 50	2040 2400	+ 15	378 414	Bronchite forte du 26e au 38e jour. Part en bon état le 11 mai.

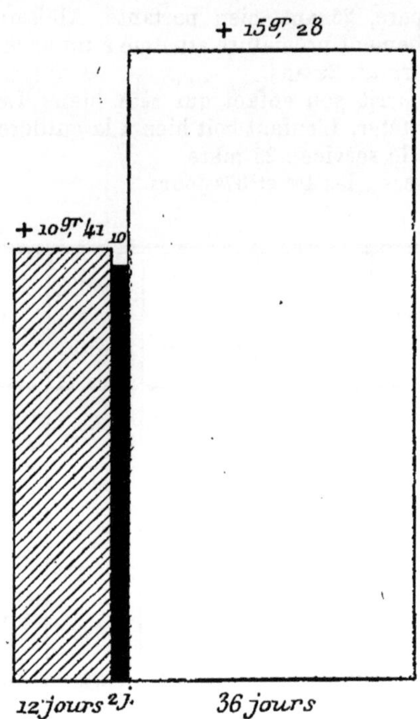

Deuxième série. — Enfant n° 16.

ENFANT N° 17.

(Eau de mer seule.)

Féminin. Née à l'hôpital Beaujon, le 22 février 1905, au terme de 7 mois. Poids à la naissance : 1.820 grammes.

Mis en couveuse aussitôt la naissance. Température de l'enfant pendant les dix jours d'hospitalisation à Beaujon : 36 à 37°. Allaitement au verre avec le lait maternel. 20 grammes toutes les heures (?). Injections sous-cutanées de sérum artificiel de 10 centimètres cubes chaque fois, pendant plusieurs jours. Poids au départ : 1.540 grammes, soit une perte moyenne de 28 grammes par jour. Nous ne comparons pas ces injections de sérum artificiel avec celles d'eau de mer, comme n'ayant pas été faites dans des conditions d'expérience entièrement semblables.

La mère a eu un premier enfant au terme de 8 mois.

Entrée dans le service : 4 mars 1905.

Deux nourrices : les 1er et 54e jours.

TRAITEMENT HYPODERMIQUE	JOURS	POIDS ABSOLUS	GAIN (+) OU PERTE (—) PAR JOUR	LAIT PAR JOUR	OBSERVATIONS
Nul	1 à 14	1500 à 1770	+20,77	175 à 333	Un peu d'ictère. Ulcér. grisâtre à la voûte palat.
Nul	14 19	1770 1780	+ 2	333 360	Quelq. selles jaunes vert.
EAU DE MER.	19 31	1780 2045	+22,08	339 333	Bronchite légère le 23e jour.
Nul	31 45	2045 2210	+11,78	333	Petite hernie ombilicale le 40e jour.
Nul	45 48	2210 2155	—18,3	333 360	Selles jaunes vertes et vertes.
EAU DE MER.	48 54	2155 2200	+ 7,5	369	Quelques selles jaunes vertes. Un vomissement.
Nul	54 60	2200 2250	+ 8,3	390	Selles norm. Part en bon état le 30 avril.

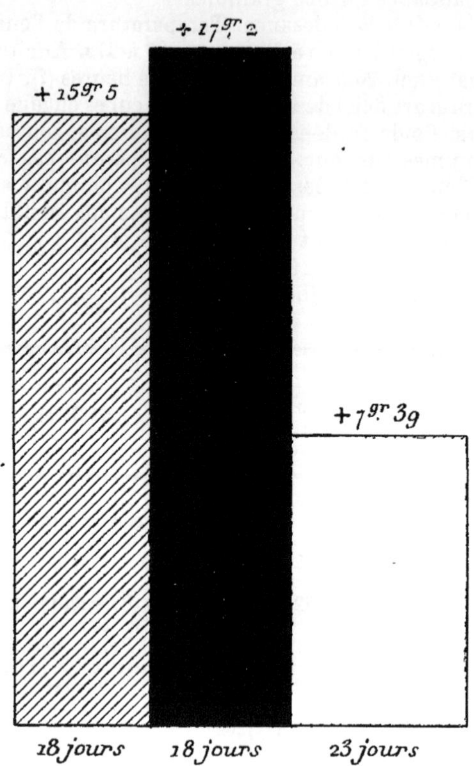

Deuxième série. — Enfant n° 17.

ENFANT N° 18.

(*Eau de mer seule.*)

Masculin. Né au terme de 8 mois (date inconnue). 2 jumeaux, celui-ci étant le plus faible. Poids à la naissance : 2.270 et 2.100 grammes.

Pas de renseignements sur la mère. Un premier enfant né au terme de 8 mois est mort de méningite à 1 mois.

Entrée dans le service : le 29 juin 1905.

Une seule nourrice.

Deuxième série.
Enfant n° 18.

TRAITEMENT HYPO-DERMIQUE	JOURS	POIDS ABSOLUS	GAIN (+) OU PERTE (—) PAR JOUR	LAIT PAR JOUR	OBSERVATIONS
Nul.......	1 à 14	1900 à 1900	0	360, 369, 305	Suppuration ombilicale. Très mauvais état général le 8e j. Pas de mouvement de déglutition. Ventre ballonné. Selles jaunes vertes et jaunes liquides.
EAU DE MER	14 20	1900 2030	+ 21,66	305 405	Bon état. Selles normales.
Nul.......	20 22	2030 2040	+ 5	405	Selles normales. Part bien portant le 20 juillet.

ENFANT N° 19.

(*Eau de mer seule.*)

Masculin. Né le 19 mars 1905. Poids le lendemain de la naissance : 1.580 grammes.

Allaité par la mère jusqu'à l'entrée dans le service, le 30 mars. Rate normale.

Pas d'autres renseignements.

Trois nourrices : les 1er, 6e et 60e jours.

TRAITEMENT HYPO-DERMIQUE	JOURS	POIDS ABSOLUS	GAIN (+) OU PERTE (—) PAR JOUR	LAIT PAR JOUR	OBSERVATIONS
Aucun.....	1 à 18	1700 à 1870	+10	351 à 378	Erythème fessier. Selles jaunes vertes mal digérées, puis fétides du 2e au 10e j. Diarrhée jaune verte le 11e j. Selles jaunes v. et jaunes ensuite. Ulcérat. de la face plantaire des pieds le 18e j.
Aucun.....	18 27	1870 1830	— 4,44	378 396	Otite gauche le 21e j. Bronch. forte à partir du 22 j. Selles jaunes vertes presque constantes.
EAU DE MER.	27 61	1830 1910	+ 2,35	396 441	Selles jaunes norm. à partir du 30e j. Bronch. améliorée le 29e j., repr. du 53e au 58 j. On institue les frict. mercur. et la liqueur de Van Swieten du 40e au 60e jour.
Aucun	61 76	1910 2080	+11,33	441	Bon état. Selles jaunes normales.
Aucun.....	76 82	2080 2090	+ 1,66	441 450	Poids stationnaire. Selles normales.
EAU DE MER.	82 100	2090 2240	+ 8,33	450 468	Selles norm. Eruption du cuir chevelu le 100e j.
Aucun.....	100 à 113	2240 2270	+ 2,3	468 486	Selles norm. Bon état. Part le 20 juillet.

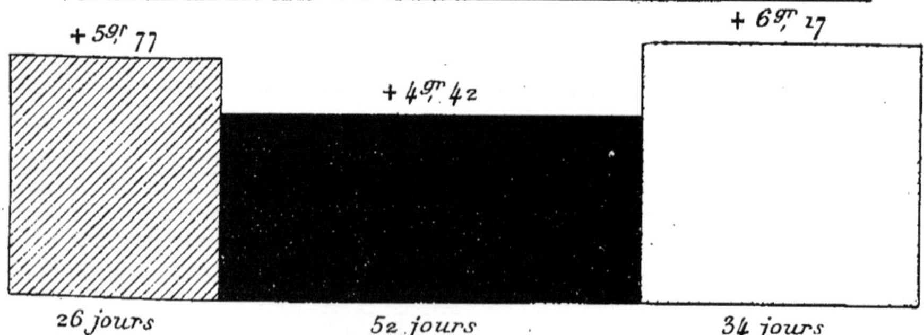

Deuxième série. — Enfant n° 19.

ENFANT N° 20.

(*Eau de mer seule.*)

Féminin. Née le 19 mai 1905 au terme de 8 mois. Grossesse gémellaire. Poids à la naissance : 1re jumelle, 2.320 grammes; 2e jumelle, 1.870 grammes. Celle-ci entrée dans le service le 1er juin.

Père et mère bien portants. Placenta unique : 720 grammes.

Deux nourrices : les 1er et 5e jours.

TRAITEMENT HYPODERMIQUE	JOURS	POIDS ABSOLUS	GAIN (+) OU PERTE (—) PAR JOUR	LAIT PAR JOUR	OBSERVATIONS
Nul	1 à 19	1930 à 2000	+ 3,83	387 à 414	Selles normales. Vomissements 12e jour.
EAU DE MER	19 25	2000 1940	— 10	414, 270, 360	Diarrhée jaune le 21e et le 25e jour.
EAU DE MER	25 38	1940 2060	+ 9,23	360 378	Selles normales Abcès du pli de l'aine gauche, le 30e jour.
Nul	38 43	2060 2120	+ 12	378	Selles normales.
EAU DE MER	43 46	2120 2230	+ 36,66	378	Selles normales.
Nul	46 51	2230 2260	+ 6	387	Part bien portant le 21 juillet.

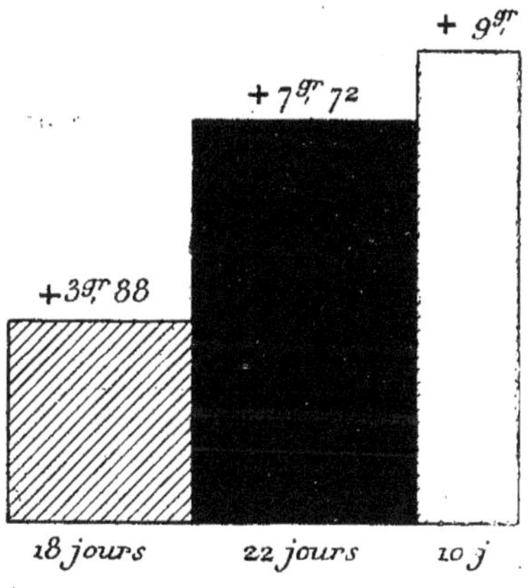

Deuxième série. — Enfant n° 20.

Enfant N° 21.

(*Eau de mer seule.*)

Masculin. Né le 15 mai 1905, au terme de 7 mois. D. R. 6 octobre.
Mère de constitution faible, 19 ans. Un premier enfant né à terme, actuellement bien portant, âgé de 19 mois. Deuxième grossesse normale. Cause de l'accouchement prématuré (?).

Père bien portant, 23 ans.

Entrée dans le service : 16 mai.

Deux nourrices : les 1er et 8e jours.

TRAITEMENT HYPODERMIQUE	JOURS	POIDS ABSOLUS	GAIN (+) OU PERTE (—) PAR JOUR	LAIT PAR JOUR	OBSERVATIONS
Nul.......	1 à 21	2030 à 1830	—10	63 à 378	Vomiss. du 4e au 18e j. Selles jaunes v., vertes et jaun. fétides du 8e au 11e j. Coryza le 17e j. Cyanose le 18e j. Bronch. le 20e j.
Eau de mer.	21 31	1830 1830	0	378 387	Bronchite terminée le 29e j. Vomis. vert le 22e j. Selles jaunes normales.
Eau de mer.	31 37	1830 1900	+11,66	387	Un vomis. le 33e jour. Selles normales.
Nul.......	37 67	1900 2100	+ 6,66	387 460	Bon état. Part bien portant le 21 juillet.

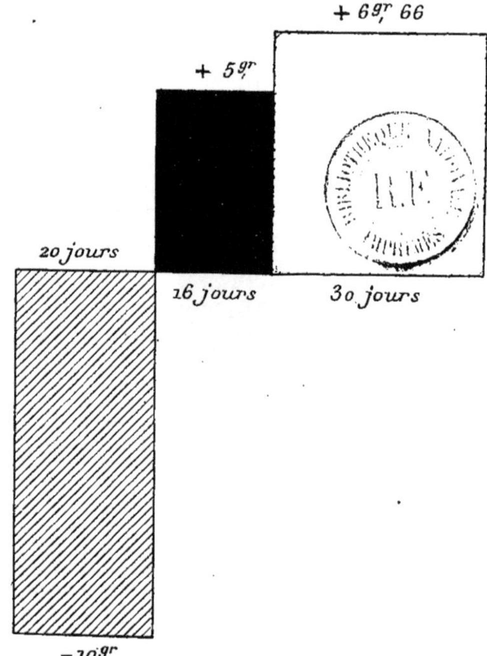

Deuxième série. — Enfant n° 21.

PARIS. — IMPRIMERIE F. LEVÉ, RUE CASSETTE, 17.

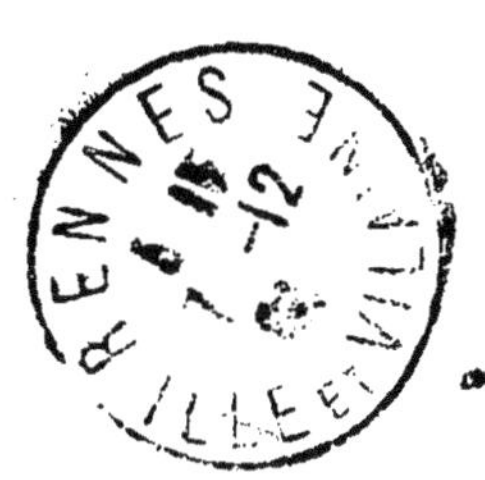

PARIS. — IMPRIMERIE F. LEVÉ, RUE CASSETTE, 17

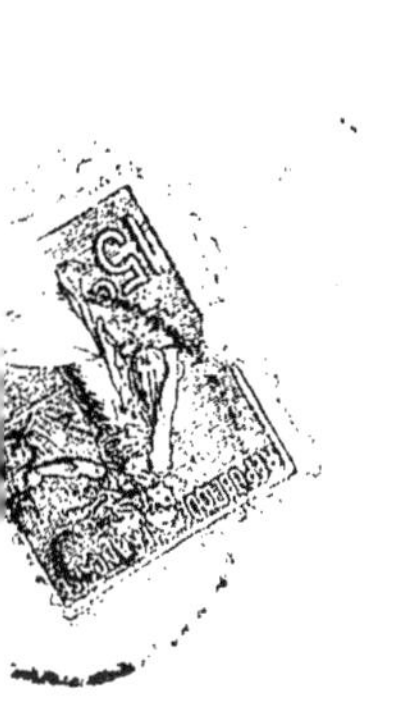

www.ingramcontent.com/pod-product-compliance
Ingram Content Group UK Ltd.
Pitfield, Milton Keynes, MK11 3LW, UK
UKHW020214200726
13856UKWH00004B/1379

9 782013 613989